第壹篇 視光學基礎 解答與詳解

第一章 視光學中常用的數學與物理量

1.　C

2.　A

3.　C

4.　A

5.　C

6.　A　解：5 的倒數為 $\frac{1}{5} = 5^{-1} = 0.2$

7.　C　解：10 的倒數為 $\frac{1}{10} = 0.1$ 或 10^{-1}

8.　C　解：100 的倒數為 $\frac{1}{100} = \frac{1}{10^2} = (10^2)^{-1} = 10^{-2} = 0.01$

9.　C　解：x 的倒數為 $\frac{1}{x}$ 或 x^{-1}

10.　B　解：x^{-1} 的倒數為 $\frac{1}{x^{-1}} = (x^{-1})^{-1} = x$

11.　D　解：xy 的倒數為 $\frac{1}{xy} = \frac{1}{x} \times \frac{1}{y} = (xy)^{-1}$ 或 $x^{-1}y^{-1}$

12.　B　解：依據畢氏定理知：$a^2 + b^2 = c^2 \rightarrow c = \sqrt{a^2 + b^2}$
　　　　　　$\rightarrow c = \sqrt{12^2 + 12^2} = 12\sqrt{2}$（公分）

13.　B　解：設斜邊為 c，鄰邊為 a，對邊為 b。依據畢氏定理知：$a^2 + b^2 = c^2$
　　　　　　$\rightarrow b = \sqrt{c^2 + a^2} \rightarrow c = \sqrt{5^2 + 4^2} = 3$（公分）

14.　B　解：$\because$ 兩個三角形為 AAA 相似直角三角形，$\therefore$ 其相對應的邊長
　　　　　　比例都相等。亦即，1：2 = a：b = 2：c。又，由畢氏定理知：
　　　　　　$a = \sqrt{2^2 - 1} = \sqrt{3}$ 公尺，故知，c = 4 公尺，b = $2\sqrt{3}$公尺。

15.　C　解：$\because$相似直角三角形關係，$\therefore$木竿高：樹高 = 1：H = 竿影長：樹
　　　　　　影長 = $\sqrt{3}$：$100\sqrt{3}$ = 1：100，故樹高 H = 100 公尺。

16. B 解：最短邊 l_{min} = 12 公分，次長邊 l_{Mid} = 20.784 公分，

最長邊 l_{Max} = 24 公分，最短邊 l_{min} 與次長邊 l_{Mid} 之比為

$$\frac{l_{min}}{l_{Mid}} = \frac{12 \text{ cm}}{20.784 \text{ cm}} = \frac{0.57737}{1} \approx 0.577$$

17. B 解：由圖可知，此三角形的正弦函數 $\sin\theta = \frac{對邊}{斜邊} = \frac{3}{5} = 0.6$

18. D 解：由圖可知，此三角形的餘弦函數 $\cos\theta = \frac{對邊}{斜邊} = \frac{4}{5} = 0.8$

19. C 解：由圖可知，此三角形的正切函數 $\tan\theta = \frac{對邊}{鄰邊} = \frac{3}{4} = 0.75$

20. B 解：由圖可知，此三角形的正弦函數 $\sin\theta = \frac{對邊}{斜邊} = \frac{3}{5}$，

故，其夾角 $\theta = \sin^{-1}(\frac{3}{5}) = 36.87° \approx 37°$

21. A 解：由於此三角形的正弦值 $\sin\theta$ = 0.5，故，其夾角 $\theta = \sin^{-1}(0.5) = 30°$

22. B 解：由圖可知，此三角形的正弦函數 $\sin\theta = \frac{對邊}{斜邊} = \frac{3}{5}$，

故，其夾角 $\theta = \sin^{-1}(\frac{3}{5}) = 36.87° \approx 37°$

23. A 解：∵ 軸在 90 度，非一般象限的 0°，直接算軸角與方向角之差：

$$F_\theta = F\sin^2\theta = (-1) \cdot \cos^2(30°) = (-1) \cdot (0.75) = -0.75D$$

24. B 解：$P_\theta^\Delta = P \cdot \cos 60° = 2^\Delta \cdot \cos 60° = 1^\Delta$

25. B 解：$P_\theta^\Delta = P \cdot \cos 30° = 2^\Delta \cdot \cos 60° = 1^\Delta$

26. C 說明：曲率半徑 r = 20 公分 = 0.2 公尺，

曲率 $R = r^{-1} = \frac{1}{r} = \frac{1}{0.2公尺} = 5.00$（ 公尺$^{-1}$）

27. C 說明：曲率 R 與半徑互為倒數，即 $R = \frac{1}{r}$，故半徑 $r = \frac{1}{R} = \frac{1}{2(m^{-1})} = 0.5$ (m

28. C 說明：聚散度 L 為距離的倒數，距離的度量單位為公尺，

聚散度的單位為 $\frac{1}{m} = m^{-1}$

29. A 說明：視光學中所定義的可見光波長約 380–760nm，其中，nm= 10^{-9}

30. B

31. C

32. A

33. B

34. C

35. D

36. A

37. D

38. C

39. C

40. B　說明：稜鏡度 $P^\Delta = \dfrac{cm}{m} = cm \cdot \dfrac{1}{m} = cm \cdot m^{-1}$

41. B　說明：f = 10 公分 = 0.1 公尺 = 1×10^{-1}（m）

42. B　說明：$F = \dfrac{1}{f} = \dfrac{1}{0.5\,(m)} = 2.00$（公尺$^{-1}$）= 2.00（$D$）

43. B　解：1 英寸 = 2.54 公分 = 25.4 毫米 (mm)

　　　　→ $5\dfrac{1}{2}$ 英寸 = $5\dfrac{1}{2} \times$ (25.4 mm) = 139.7 (mm) ≈ 140 (mm)

44. D　說明：1 英寸（inch）= 25.4 mm，

　　　　故 6 英寸（inch）$\times$ 25.4mm = 152.4 mm ≈ 150 mm

45. A

46. B　解：149,600,000（Km）= 0.1496×10^9（Km）=

　　　　0.1496（GKm）≈ 0.15（GKm）

47. C　解：0.00000054（m）= 0.54×10^{-6}（m）= 0.54（μm）

48. C　解：皮秒（picosecond）= 10^{-12}（sec）= $10^3 \times 10^{-15}$（sec）

　　　　= 1000（$f$sec）。各數量級之科學符號表示可見附錄表 1。

49. D

50. B　解：$E = \dfrac{I}{d^2}$，光強度 I 固定，照度與距離平方成反比，

即：$E_1 : E_2 = \dfrac{1}{d_1^2} : \dfrac{1}{d_2^2} = \dfrac{1}{0.4^2} : \dfrac{1}{0.2^2} = 1:4$

$E_2 = 4 \times E_1 = 4 \times 25$（lux）$= 100$（lux）

51. D　說明：亮度又稱輝度，視光源在特定方向上單位立體角內的光通量

$$\Phi = K \cdot \int_0^{\infty} \dfrac{d\Phi(\lambda)}{d\lambda} V(\lambda) d\lambda$$

- K：光敏度、人眼對於彩色的感知能力 K = 683.002 lm/W K 值使光通量的單位與輻射功率的單位得到統一。
- λ：波長，實務上人眼只對光波長在 380 nm 至 780 nm 的可見光有反應。
- $V(\lambda)$：人眼相對光譜敏感度曲線，亦作視見函數曲線。

52. B　說明：照度（illuminance）是入射表面每單位面積所吸收「可見光」的光通量，以勒克斯（lx = lm/m^2）為單位。

53. C

54. B

55. A

56. B　解：$E = hf = 6.63 \times 10^{-34} \times 5.64 \times 10^{14} = 3.74 \times 10^{-19}$（W）

57. A　解：1 電子伏特（eV）$= 1.6 \times 10^{-19}$（焦耳）

4×10^{-19}（焦耳）$= \dfrac{4 \times 10^{-19} \text{（Joule）}}{1.6 \times 10^{-19} \text{（coulomb）}} \approx 2.5$（eV）

58. A　解：此綠光光子的能量：$E = \dfrac{hc}{\lambda} = \dfrac{(6.626 \times 10^{-34})(3 \times 10^8)}{500 \times 10^{-9}} =$

4×10^{-19}（焦耳）$= \dfrac{4 \times 10^{-19} \text{（Joule）}}{1.6 \times 10^{-19} \text{（coulomb）}} \approx 2.5$（eV）

59. D　解：$E = h\dfrac{c}{\lambda} = 6.63 \times 10^{-34} \times \dfrac{3 \times 10^8 \text{（m/sec）}}{0.45 \times 10^{-6} \text{m}} = 4.4 \times 10^{-19}$（W）

第二章　光的特性

1. C　說明：幾何光學與波動光學是視光學中最常用的光學模式。
　　　　而兩者間關係可以 $\lim_{\lambda \to 0}$ {物理光學} = {幾何光學} 表示。

2. C　說明：波動光學，可以光波長、光頻率、光程差等概念，
　　　　來解釋光的干涉與繞射現象，及進行鍍膜的設計。

3. D　說明：幾何光學，是最常用來研究物與像關係的光學理論。

4. D　說明：愛因斯坦著名的光電效應實驗，是光具有粒子性的最佳證明。

5. C　說明：近代力學證明光子同時兼具粒子與波動二種特性，
　　　　稱為波－粒二元性（duality）。

6. B

7. B

8. B

9. D　說明：折射率 $n = \dfrac{c}{v}$，光在折射率 n 越高的物質中，傳播速度 v 越慢。

10. B

11. B　說明：折射率 $n = \dfrac{c}{v} \to v \propto \dfrac{1}{n}$，光在折射率 n 越高的物質中，
　　　　傳播速度 v 越慢。

12. D　說明：折射率 $n = \dfrac{c}{v} \to v \propto \dfrac{1}{n}$，光在折射率 n 越低的物質中，
　　　　傳播速度 v 越快。

13. D　解：$v = \dfrac{c}{n} = \dfrac{3 \times 10^8 (\frac{m}{s})}{1.336} = 2.24 \times 10^8 (\frac{m}{s})$

14. C　解：$v = \dfrac{c}{n} = \dfrac{3 \times 10^8 (\frac{m}{s})}{1.376} = 2.18 \times 10^8 (\frac{m}{s})$

15. D　解：$v = \dfrac{c}{n} = \dfrac{3 \times 10^8 (\frac{m}{s})}{1.386} = 2.16 \times 10^8 (\frac{m}{s})$

16. D　解：$v = \dfrac{c}{n} = \dfrac{3 \times 10^8 \left(\frac{m}{s}\right)}{1.523} = 1.97 \times 10^8 \left(\dfrac{m}{s}\right)$

17. C　解：$v = \dfrac{c}{n} = \dfrac{3 \times 10^8 \left(\frac{m}{s}\right)}{1.62} = 1.85 \times 10^8 \left(\dfrac{m}{s}\right)$

18. B　解：$n = \dfrac{c}{v} = \dfrac{3 \times 10^8 \left(\frac{m}{s}\right)}{2 \times 10^8 \left(\frac{m}{s}\right)} = 1.5$

19. C　解：$n = \dfrac{c}{v} = \dfrac{3 \times 10^8 \left(\frac{m}{s}\right)}{1.5 \times 10^8 \left(\frac{m}{s}\right)} = 2$

20. D

21. B

22. B

23. A　說明：光程 $s = n \times d = 1.62 \times 1$（mm）$= 1.62$（mm）

24. C　說明：光程 $s = n \times d \rightarrow$ 厚度 $d = \dfrac{s}{n} = \dfrac{0.002772}{1.386} = 0.002$（m）$= 2$（mm）

25. A　解：光程 $s = n \cdot d$，$s \propto n$，傳播距離相同，折射率 n 越大，光程 s 越大

26. B　說明：振幅是用來描述波相關的物理特性。
　　　　　螢光與偏振則是一種光學現象。

27. C

28. D

29. B　解：奈米（nm）與微米（μm）是光波長常用的計量單位。
　　　　　$1nm = 10^{-9}$ m，$1 \mu m = 10^{-6}$ m
　　　　　$450nm = 450 \times 10^{-9}$ m $= 0.45 \times 10^{-6}$ m $= 4.5 \times 10^{-5}$ m

30. B　解：吉珈（Giga）與百萬（Mega）是光頻率常用的計量單位。
　　　　　Giga：$1GHz = 10^9 \ Hz$，微米：$1 \mu m = 10^{-6}$ m。
　　　　　頻率 $f = 564 \times 10^{12}$（赫茲，Hz）$= 5.64 \times 10^{14}$（Hz）
　　　　　$= 5.64 \times 10^5 \ GHz = 5.64 \times 10^8 \ MHz$

31. B　解：149,600,000（Km）$= 0.1496 \times 10^9$（Km）
　　　　　　　　　　　　　　$= 0.1496$（GKm）≈ 0.15（GKm）

32. C　解：$0.00000054（m）= 0.54 \times 10^6（m）= 0.54（\mu m）$

33. A　說明：雷射光為高活性雷射媒質，在受激輻射（stimulated emission）下，產生的同調高（相位相同）的近單頻（色）聚束光。

34. C　說明：$f = \dfrac{c}{\lambda} = \dfrac{3 \times 10^8（\frac{m}{sec}）}{532 \times 10^{-9}（m）} = \dfrac{3 \times 10^8（\frac{m}{sec}）}{0.532 \times 10^{-6}（m）}$

$\qquad = \dfrac{3}{0.532} \times \dfrac{10^8（\frac{1}{sec}）}{10^{-6}} = 5.64 \times 10^{14}（\frac{1}{sec}）$

35. C　說明：$\lambda = \dfrac{c}{f} = \dfrac{3 \times 10^8（\frac{m}{sec}）}{5 \times 10^{14}（m）} = 0.6 \times 10^{-6}（m）$

$\qquad = 600 \times 10^{-9}（m）= 0.6 \times 10^{-6}（m）= 0.6（\mu m）$

36. B　說明：$\lambda_n = \dfrac{\lambda_0}{n}$；$\lambda_n$ 為物質中的光波長，λ_0 為真空中的光波長，n 為折射率。分母 n 越大，波長 λ_n 越短。

37. C

38. C　說明：非偏振光可通過偏振片轉換成：
　　　　線偏振、圓偏振、橢圓偏振等偏振光。

39. B

40. A

41. B

42. A

43. B

44. D

45. A

46. D

47. B

48. D　說明：光是電磁波（橫波）的一種，人眼可見的光波長範圍稱為可見光（如圖 4），波長由長波長的紅光至短波長的紫光。波長較紅光長者，為紅外光（IR），較紫光波長短者，為紫外光（UV）。

49. D

50. B

51. A

52. D　說明：$\lambda = \dfrac{c}{f} = \dfrac{3 \times 10^8 (\frac{m}{sec})}{5 \times 10^{14}(m)} = 0.6 \times 10^{-6}（m）= 600 \times 10^{-9}（m）$

　　　　　　　$= 600（奈米）$，該光為「橙光」。

53. B　說明：UV 波長由長至短區分為 UVA（傷害水晶體）、

　　　　　　　UVB（傷害角膜）、UVC（傷害眼瞼與表皮層）。

54. A

55. C

第三章　視光的光學基礎

1. D　說明：焦點是「在無限遠處的」物體所發出之平行光所聚之像點，
　　　　　　僅是一特例非通例。

2. A

3. C

4. C

5. B　說明：依據物像共軛關係。物若在光軸上，其像亦將在光軸上。

6. C　說明：理想光學系統的三個基點為主點、節點與焦點。

7. D

8. D

9. C　說明：視覺光學中常用的光源與其波前形式為：點光源與平行光源。
　　　　　　視覺光學中，一般將遙遠的星光視作點光源

10. B　說明：視光學中的點光源的光波前，為以該點源為中心之同心球面波。

11. D

12. B

13. A

14. C　說明：幾何光學僅考慮光線的行進路徑，以及物與像的關係，
　　　　　　並不探討光的物理特性。

15. B

16. D

17. A　說明：光經過光學系統折射後，若在系統後方某處會聚焦形成影像，稱為實像（real image）。實像可以在螢幕上顯示出來。

18. C　說明：物體在凸球面（反射）鏡前任意位置，經凸球面鏡反射後之光線均為發散光線，所成之像無法在屏幕上顯示出，故為虛像。

19. A　說明：物體將因其在凸透鏡前方不同位置處，而產生不同大小的實像，甚至虛像（當物距＜1倍焦距時）。

20. A　說明：在均向性介質中，光的波前與光線相互垂直。

21. D

22. B

23. D

24. B

25. C

26. B

27. B　解：由點光源發散出之光波，其波前之聚散度
$$L = -\frac{n}{l} = -\frac{1}{1m} = -1 \ (m^{-1}) = -1.00D$$

28. D　解：由點光源發散出之光波，其波前之聚散度
$$L = -\frac{n}{l} = -\frac{1}{10m} = -0.1 \ (m^{-1}) = -0.10D$$

29. C　解：朝一點會聚之光波，其波前之聚散度
$$L = +\frac{n}{l} = +\frac{1}{0.25m} = +4.00 \ (m^{-1}) = +4.00D$$

30. D　解：由點光源發散出之光波聚散度
$$L = -\frac{n}{l} = -\frac{1.333}{1m} = -1.33 \ (m^{-1}) = -1.33D$$

31. C　解：朝一點會聚之光波聚散度

$$L = + \frac{n}{l} = + \frac{1.333}{5m} = +0.2666 \, (m^{-1}) = +0.27D$$

32. C　解：由點光源發散出之光波聚散度

$$L = - \frac{n}{l} = - \frac{1.523}{0.3046m} = -5 \, (m^{-1}) = -5.00D$$

33. D　解：聚散度 $L = \frac{n}{l}$ ，其中，n 為折射率，l 為光波前與點光源間之距離。與水下一點光源相距 11 cm 處之聚散度 $L = - \frac{n}{l} = - \frac{1.33}{0.11m} = -12.09D$。因為是由點光源 o 向外發散的光波前，故取「負值」。

34. B　解：與水下一點光源相距 21 cm 處之聚散度 $L = - \frac{n}{l} = - \frac{1.33}{0.21m} = -6.33D$。因為是由點光源 o 向外發散的光波前，故取「負值」。

35. D　解：與點光源相距 6 cm 處之聚散度 $L = - \frac{n}{l} = - \frac{1}{0.06m} = -16.66D$。與點光源 o 相距 11cm 處，為發散光波前，故取「負值」。

36. B　解：∵ 1 英寸 = 2.54 cm，∴ 與點光源相距 17 英寸（= 43.18 cm）處之聚散度 $L = - \frac{n}{l} = - \frac{1}{0.4318m} = -2.32D$。
與點光源 o 相距 21 cm 處，為發散光波前，故取「負值」。

37. D　解：聚散度 $L = \frac{n}{l}$，其中，n 為折射率，q 為光波前與點光源間之距離。在真空（或空氣）介質中 n = 1 時，$L = \frac{1}{l}$，朝向像點 I 收斂的光波聚散度為「+」。∵ $L_A = +4.5D = \frac{1}{l}$，∴ $l = \frac{1}{+4.5D} \approx +0.2222(m)$，像點 I 在 A 點右方 22.22 cm 處。B 點 A 點右（後）後方 14 公分處，與像點 I 的距離 $l_{BI} = 22.22 - 14 = 8.22$ cm，$L_B = \frac{1}{0.0822m} = 12.165D \approx 12.17D$

38. A　解：B 點在 A 點（右）後方 43 公分處，與像點 I 的距離 $l_{BI} = 22.22 - 43 = -20.78$ cm，$L_C = - \frac{1}{0.2078m} = -4.80D$

第四章　光的傳播

1. B　說明：光在各向同性（isotropic）介質中將以「直線」方式傳播。
2. D　說明：非均向性（anisotropic）物質，才會有快軸與慢軸之分。
3. A　說明：天然石英具有雙折射率，不是均向性介質。
4. D　說明：石英具有雙折射率介質，光在石英不同軸向上的折射率不同，將產生疊影。
5. D
6. A
7. C
8. D　解：當光從一折射率（n_1）介質傳播到另一不同折射率（n_2）的介質時，其入射角 θ_1 與折射角 θ_2 之間的關係，可以司乃耳定律（Snell's Law）來表示為：$n_1 \sin \theta_1 = n_2 \sin \theta_2$
9. A
10. D
11. D　解：入射角 $10°$，以「司乃耳近似定律的小角度近似技巧」求解，

$$n_1 \theta_1 = n_2 \theta_2 \rightarrow n_2 = \frac{n_1 \theta_1}{\theta_2} = \frac{1 \times 10°}{5°} = 2$$

司乃耳近似定律則解得 $n_2 = 1.992 \approx 2$

12. C　解：入射角 $6°$，以「司乃耳近似定律的小角度近似技巧」求解，

$$n_1 \theta_1 = n_2 \theta_2 \rightarrow n_1 = \frac{n_2 \theta_2}{\theta_1} = \frac{1.33 \times 12°}{6°} = 2.6$$

13. C　解：入射角 $10°$，以「司乃耳近似定律的小角度近似技巧」求解，

$$n_1 \theta_1 = n_2 \theta_2 \rightarrow \theta_2 = \frac{n_1 \theta_1}{n_2} = \frac{1 \times 10°}{1.376} = 7.26° \approx 7.3°$$

14. C　解：入射角 $8°$，以「司乃耳近似定律的小角度近似技巧」求解，

$$n_1 \theta_1 = n_2 \theta_2 \rightarrow n_1 = \frac{n_2 \theta_2}{\theta_1} = \frac{1.5 \times 10°}{8°} \approx 1.87$$

15. B　解：$\because \theta_1 = \theta_2$，且 $\theta_1 = 30°$，$\therefore$ 反射角 $\theta_2 = 30°$
16. C　解：$\because \theta_1 = \theta_2$，且 $\theta_1 = 45°$，$\therefore$ 反射角 $\theta_2 = 45°$

17. A

18. C

19. C 解：$\because \theta_B = \tan^{-1}\left(\dfrac{n_2}{n_1}\right) \rightarrow \theta_B = \tan^{-1}\left(\dfrac{1.523}{1}\right) = 56.71°$

20. B 解：$\because \theta_B = \tan^{-1}\left(\dfrac{n_2}{n_1}\right) \rightarrow \theta_B = \tan^{-1}\left(\dfrac{1.33}{1}\right) = 53.06°$

21. B 解：非偏振光在兩個不同折射率介質間傳播，
當以布魯斯特角入射時，折射光線將為部分偏振光
$\because \theta_B = \tan^{-1}\left(\dfrac{1.376}{1.336}\right) = 45.845° \approx 45.8°$

22. A 解：非偏振光在兩個不同折射率介質間傳播，
當以布魯斯特角入射時，折射光線將為部分偏振光
$\because \theta_B = \tan^{-1}\left(\dfrac{1.336}{1.376}\right) = 44.15° \approx 44.2°$

23. C 解：非偏振光在兩個不同折射率介質間傳播，
當以布魯斯特角入射時，折射光線將為部分偏振光
$\because \theta_B = \tan^{-1}\left(\dfrac{1.376}{1}\right) = 53.99° \approx 54°$

24. D 說明：$\because$ 入射角 $= 56.71° = \tan^{-1}\left(\dfrac{1.523}{1}\right) \approx 56.71° = \theta_B$，
$\therefore$ 若入射光為非偏振光，則其反射光之偏振方向應垂直於主平面。惟入射光偏振方向平行於主平面，即無垂直偏振方向之光能量，故當以布魯斯特角入射時，幾乎無反射光存在。

25. C 解：布魯斯特角 $\theta_B = \tan^{-1}\left(\dfrac{n_2}{n_1}\right)$，$\theta_B = \tan^{-1}\left(\dfrac{1.33}{1}\right) = 53.06° \approx 53°$

26. C 解：布魯斯特角 $\theta_B = \tan^{-1}\left(\dfrac{n_2}{n_1}\right)$，$\theta_B = \tan^{-1}\left(\dfrac{1.5}{1}\right) = 56.30° \approx 56°$

27. C 解：$\theta_C = \sin^{-1}\left(\dfrac{n_2}{n_1}\right) = \sin^{-1}\left(\dfrac{1}{1.33}\right) = 48.75°$

28. B 解：$\theta_C = \sin^{-1}\left(\dfrac{n_2}{n_1}\right) = \sin^{-1}\left(\dfrac{1}{1.523}\right) = 41.04° \approx 41°$

29. D　解：$\theta_c = \sin^{-1}(\frac{n_2}{n_1}) = \sin^{-1}(\frac{1}{1.64}) = 37.6°$，要發生全反射，

　　　　光入射角須大於臨界角。

30. A　解：發生全反射的條件：光必須由折射率高的物質，傳播到折射率

　　　　低的物質中，即 $n_1 > n_2$

31. C

32. D　解：因為臨界角 $\theta_c = \sin^{-1}(\frac{n_2}{n_1}) = \sin^{-1}(\frac{1}{1.64}) = 37.6°$ 欲發生全

33. B　　　反射，入射角須大於臨界角，即 $\theta_i > \theta_c$。

34. C　解：在空氣與玻璃界面的反射率為 $r = (\frac{n_2-n_1}{n_2+n_1})^2 = (\frac{1.5-1}{1.5+1})^2 = (\frac{0.5}{2.5})^2 = 4\%$

35. C　解：光在玻璃第一表面的反射率 $r_1 = (\frac{n_2-n_1}{n_2+n_1})^2 = (\frac{1.5-1}{1.5+1})^2 = (\frac{0.5}{2.5})^2 = 4\%$

　　　　通過玻璃板第一面的光穿透率 $t_1 = 1 - r_1 = 1-4\% = 96\%$

　　　　光在玻璃第二表面的反射率 $r_2 = (\frac{n_1-n_2}{n_1+n_2})^2 = (\frac{1-1.5}{1+1.5})^2 = (\frac{0.5}{2.5})^2 = 4\%$

　　　　通過玻璃板第二面的光穿透率 $t_2 = t_1 \times (1-r_2) = (1-r_2) \times (1-r_2)$

　　　　　　　　　　　　　　$= (1-r_2)^2 = (96\%)^2 = 92.16\% \approx 92\%$

36. A

37. A　解：視深 $= \frac{實深}{n_物} = \frac{20cm}{1.33} \approx 15.04$ cm

38. B　解：視深 $= \frac{實深}{n} = \frac{d}{n} = \frac{50cm}{1.4} = 35.71$ cm ~ 36 cm

39. B　解：視深 $= \frac{實深}{n} = \frac{d}{n} = \frac{100cm}{1.33} = 75.18$ cm ~ 75 cm

第貳篇 鏡片光學 解答與詳解 📖

第五章　光的傳播

1. A　　　2. B　　　3. C　　　4. A　　　5. C

6. C　解：平面反射鏡之物像關係，物距 = 像距。

7. B

8. C

9. B 解：物距 = 像距，鏡中影像與人的距離 = 2 × 物距 = 2 × 像距
= 2 × 50 cm = 100 cm

10. B

11. C

12. B

13. B

14. B

15. C

16. C 解：$f = \dfrac{-r}{2}$ → r = −2f = −2×25cm = −50cm（在凹球面鏡左側）

17. D 解：$f = \dfrac{-r}{2}$ → r = −2f = −2×（−25cm）= +50cm
（在凸球面鏡右側）

18. A

19. B

20. B

21. C

22. B

23. A 解：$P = \dfrac{1}{f} = \dfrac{1}{-0.2m} = -5.00D$

24. B 解：$P = \dfrac{1}{f} = \dfrac{1}{0.1m} = 10.00D$

25. B 解：$P = \dfrac{1}{f}$，$\because f = \dfrac{-r}{2} = \dfrac{-0.2m}{2} = -0.1m$，$\therefore P = \dfrac{1}{-0.1m} = -10.00D$

26. A   27. D   28. C   29. A

30. D   31. C   32. C

33. C　解：$L_o + P = L_i \rightarrow \dfrac{1}{-0.12m} + \dfrac{-1}{0.15m} = \dfrac{1}{i} \rightarrow \dfrac{1}{i} = -8.33 - 6.67 = -15D$

　　　$\rightarrow i = \dfrac{1}{-15.00D} = -0.666m \approx -6.7cm$，負號，代表該影像為虛像，

　　　且在鏡面右側 6.7cm 處。

34. D　解：$L_o + P = L_i \rightarrow \dfrac{1}{-0.2m} + \dfrac{1}{0.1m} = \dfrac{1}{i} \rightarrow \dfrac{1}{i} = -5 + 10 = 5.00D$

　　　$\rightarrow i = \dfrac{1}{5.00D} = 0.2m = 20cm$，在鏡面左側 20 cm 處，為倒立實像。

35. A　解：$L_o + P = L_i \rightarrow \dfrac{1}{-0.06m} + \dfrac{1}{0.25m} = \dfrac{1}{i} \rightarrow \dfrac{1}{i} = -16.67 + 4 = -12.67D$

　　　$\rightarrow i = \dfrac{1}{-12.67D} = -0.078m \approx -8cm$，

　　　在鏡面右側 8 cm 處，為正立放大虛像。

36. B
37. A

第六章　薄球面透鏡

1. B　　2. A　　3. B　　4. C　　5. B　　6. A　　7. B

8. A　說明：第一焦點與第二焦點，參考下圖。 $n_H > n_L$。

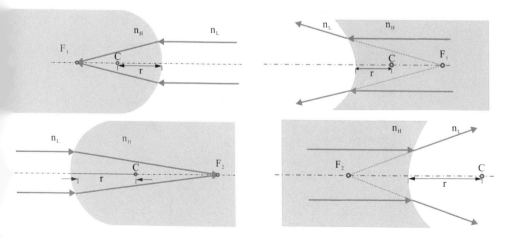

圖 1. 單球面透光物質的第一焦點與第二焦點示意圖

9. B　　10. D　　11. A　　12. C
13. C　　14. B　　15. D　　16. A

17. C　解：$f_2 = \dfrac{n_2}{F} = \dfrac{1.5}{10.00D} = 0.15 \text{ m} = 15 \text{ cm}$，在鏡面右側 15 cm。

18. C　解：$f_2 = \dfrac{n_2}{F} = \dfrac{1.5}{10.00D} = 0.15 \text{ m} = 15 \text{ cm}$，負屈光力的球面透光玻璃，
　　　　　其第二焦點在左側，故其焦距取 " 負 " 值。即，焦距 f_2 為 –15cm。

19. A　解：$f_1 = \dfrac{n_1}{F} = \dfrac{1}{10.00D} = 0.1 \text{ m} = 10 \text{ cm}$，正屈光力的球面透光玻璃，
　　　　　其第一焦點在左側，故其焦距取 " 負 " 值。即，焦距 f_1 為 –10cm。

20. B　解：$f_1 = \dfrac{n_1}{F} = \dfrac{1}{10.00D} = 0.1 \text{ m} = 10 \text{ cm}$，負屈光力的球面透光玻璃，
　　　　　其第一焦點在右側，故其焦距取 " 正 " 值。即，焦距 f_1 為 +10cm。

21. D　解：$F = \dfrac{n_2 - n_1}{r} = \dfrac{1.52 - 1}{0.15m} = 3.466 \approx 3.47$（D）

22. D　解：$F = \dfrac{n_2 - n_1}{r} = \dfrac{1.52 - 1}{-0.2m} = -2.60$（D）

23. C　　24. B　　25. C　　26. D　　27. A　　28. C
29. C　　30. B　　31. C　　32. A　　33. C　　34. D
35. B　　36. A　　37. A　　38. C　　39. D　　40. A
41. B　　42. C　　43. B　　44. C　　45. B

46. A　解：$P = P_1 + P_2 \rightarrow 6.00 + (0.00) = +6.00D$，為正（凸）透鏡；又 $P_1 =$
　　　　　+6.00D（凸球面），$P_2 = 0.00D$（平面），故，應為凸平透鏡。

47. D　解：$P = P_1 + P_2 \rightarrow 0.00 + (-6.00) = -6.00D$，為負（凹）透鏡；又 $P_1 =$
　　　　　0.00D（平面），$P_2 = -6.00D$（凹球面），故，應為平凹透鏡。

48. B　解：$P = P_1 + P_2 \rightarrow 6.00 + (-2.50) = +3.50D$，為正（凸）透鏡；
　　　　　又 $|P_1| > |P_2|$，故，應為新月形凸透鏡。

49. C　解：$P = P_1 + P_2 \rightarrow 4.00 + (-6.00) = -2.00D$，為負（凹）透鏡；
又 $|P_1| < |P_2|$，故，應為新月形凹透鏡。

50. D

51. C

52. A　解：第一面 $r_1 = \dfrac{(n-1)}{P_1} = \dfrac{(1.5-1)}{8.00(D)} = 6.25$（cm），
曲率中心在鏡片後（右）側。

53. C　解：第二面 $r_2 = \dfrac{(1-n)}{P_2} = \dfrac{(1-1.5)}{-6.00(D)} = 8.33$（cm），
曲率中心在鏡片後（右）側。

54. A　解：$P_1 = \dfrac{(n-1)}{r_1} = \dfrac{(1.5-1)}{0.1(m)} = 5.00$（D）

55. B　解：$P_1 = \dfrac{(n-1)}{r_1} = \dfrac{(1.5-1)}{-0.1(m)} = -5.00$（D）

56. B　解：$P_2 = \dfrac{(1-n)}{r_2} = \dfrac{(1-1.5)}{0.1(m)} = -5.00$（D）

57. A　解：$P_2 = \dfrac{(1-n)}{r_2} = \dfrac{(1-1.5)}{-0.1(m)} = 5.00$（D）

58. C　解：總屈光力 $P = P_1 + P_2 = \dfrac{(1.523-1)}{0.0523(m)} + \dfrac{(1-1.523)}{0.1046(m)}$
$= 10.00D + (-5.00D)$

59. D　解：第一面 $P_1 = 5.00$（D），第二面 $P_2 = 3.00$（D）
總屈光力 $P = P_1 + P_2 = 8.00$（D）

60. D　解：第一面 $P_1 = -5.00$（D），第二面 $P_2 = -3.00$（D）
總屈光力 $P = P_1 + P_2 = -8.00$（D）

61. C　解：由透鏡為兩個單球面透光物質所構成，故透鏡之總屈光力
$P = P_1 + P_2$，由前兩題解得 $P_1 = \dfrac{(n_2-n_1)}{r_1}$，$P_2 = \dfrac{(n_1-n_2)}{r_2}$
故，總屈光力 $P = P_1 + P_2 = 2.00D + 1.00D = 3.00D$。

62. D　解：對正透鏡而言，第 1 焦點在鏡片左方，其焦距為負值，

　　　　　　故 $f_1 = -\dfrac{1}{P} = \dfrac{1}{4\,(m^{-1})}$，$f_1 = -25$（cm）

63. D　解：對負透鏡而言，第 2 焦點在鏡片左方，其焦距為負值，

　　　　　　故 $f_2 = \dfrac{1}{P} = \dfrac{-1}{4\,(m^{-1})}$，$f_2 = -25$（cm）

64. B　解：∵題意「凸」透鏡，P 為正（＋）

　　　　　　∴ $P = \dfrac{1}{f} = \dfrac{1}{0.2\,(m)}$，$P = 5.00$（D）

65. A　解：∵題意「凹」透鏡，P 為負（－）

　　　　　　∴ $P = -\dfrac{1}{f} = -\dfrac{1}{0.2(m)}$，$P = -5.00$（D）

66. B　解：$\dfrac{f_{水}}{f_{空氣}} = \left(\dfrac{\dfrac{n_{鏡}}{n_{空氣}} - 1}{\dfrac{n_{鏡}}{n_{水}} - 1} \right)$

　　　　　　$\rightarrow f_{水} = f_{空氣} \times \left(\dfrac{\dfrac{1.5}{1} - 1}{\dfrac{1.5}{1.33} - 1} \right) = f_{空氣} \times 3.9$（倍）

　　　　　　$= 10\text{ cm} \times 3.9 = 39\text{ cm}$

67. D　解：$\dfrac{f_{水}}{f_{空氣}} = \dfrac{P_{空氣}}{P_{水}} = \left(\dfrac{\dfrac{n_{鏡}}{n_{空氣}} - 1}{\dfrac{n_{鏡}}{n_{水}} - 1} \right)$

　　　　　　$\rightarrow P_{水} = P_{空氣} \div \left(\dfrac{\dfrac{1.5}{1} - 1}{\dfrac{1.5}{1.33} - 1} \right) = f_{空氣} \div 3.9$（倍）

68. A
69. B
70. A
71. D
72. D

第七章　柱面透鏡

1. B	2. C	3. A	4. B	5. D
6. C	7. C	8. A	9. A	10. D

11. B 　解：$P = (n-1) \times R = (1.523-1) \times 20 \, (m^{-1}) = 10.46D$

12. A 　解：$P = (n-1) \times \dfrac{1}{r} = (1.5-1) \times \dfrac{1}{0.1m} = 5.00D$

13. B 　解：$P = (n-1) \times \dfrac{1}{r} = (1-1.5) \times \dfrac{1}{+0.1m} = -5.00D$

14. B 　解：$r = (n-1) \times \dfrac{1}{P} = (1-1.5) \times \dfrac{1}{-10.00D} = +0.05m$

15. D 　解：$R = \dfrac{P}{(n-1)} = \dfrac{10.00D}{(1.5-1)} = 20.00D$

16. B 　解：$f = \dfrac{1}{P} = \dfrac{1}{10.00(D)} = 0.1m$

17. C

18. B 　解：比較兩屈光力，得垂直方向屈光力 $P_\perp > P_\parallel$ 較大，故其焦距較短，距鏡面較近，為前焦距 $I_f = \dfrac{1}{P_\perp} = \dfrac{1}{10.00(D)} = 0.1m = 10cm$

19. C 　解：比較兩屈光力，得垂直方向屈光力 $P_\parallel < P_\perp$ 較小，故其焦距較長，距鏡面較遠，為後焦距 $I_r = \dfrac{1}{P_\parallel} = \dfrac{1}{8.00(D)} = 0.125m = 12.5cm$

20. B

21. A 　解：比較兩焦距，$I_\perp = 8 \, cm < I_\parallel = 10 \, cm$，得垂直方向之焦距較短，故垂直方向之屈光力較大。

22. B 　解：比較兩焦距，$I_\parallel = 10 \, cm > I_\perp = 8 \, cm$，得水平方向之焦距較長，故水平方向之屈光力較小。

23. C 　解：比較兩焦距，$I_\parallel = 10 \, cm > I_\perp = 8 \, cm$，得水平方向之焦距較長，故水平方向之屈光力較小，$P_\parallel = \dfrac{1}{I_\parallel} = \dfrac{1}{0.1m} = 10.00 \, (D)$

24. D 　解：比較兩焦距，$I_\perp = 8 \, cm < I_\parallel = 10 \, cm$，得垂直方向之焦距較短，故垂直方向之屈光力較大，$P_\perp = \dfrac{1}{I_\perp} = \dfrac{1}{0.08m} = 12.50 \, (D)$

25. D	26. C	27. A	28. B	29. C	30. D	31. A

32. C　解：∵軸在 90 度，軸與所求方向間之夾角為 $90° - 45° = 45°$

$$F_\theta = C \sin^2 \theta = (-1.5) \sin^2 (45°) = (-1.5)(\frac{\sqrt{2}}{2})^2 = -0.75D。$$

33. C　解：∵軸在 180 度（或 0 度），軸與所求方向間之夾角為 $60°$

$$F_\theta = C \sin^2 \theta = (-1.5) \sin^2 (60°) = (-1.5)(\frac{\sqrt{3}}{2})^2 = -1.125D$$

$$\approx -1.13D$$

34. B　解：∵軸在 90 度，軸與所求方向間之夾角為 $90° - 45° = 45°$

$$F_\theta = S + C \sin^2 \theta = -3.00 + (-1.5)\sin^2 (45°)$$

$$= -3.00 + (-1.5)(\frac{\sqrt{2}}{2})^2 = -3.00 - 0.75 = -3.75D。$$

35. A　解：∵軸在 180 度（或 0 度），軸與所求方向間之夾角為 $60°$

$$F_\theta = S + C \sin^2 \theta = -3.00 + (-1.5) \sin^2 60°$$

$$= -3.00 + (-1.5)(\frac{3}{4}) = -4.125D \approx -4.13D$$

36. D

37. D　解：$P_C = \dfrac{P_\perp + P_\parallel}{2} = \dfrac{58+62}{2} = 60.00D$

38. C　解：比較垂直與水平子午面之焦距，得 $I_\perp = 0.4m < I_\parallel = 0.5m$，

故 $I_\perp = I_f$，$I_\parallel = I_r$，$h_c = d(\dfrac{I_r - I_f}{I_r + I_f}) = 0.006m \times (\dfrac{0.5m - 0.4m}{0.5m + 0.4m})$

$$= 0.00067m = 0.67mm$$

39. A　解：原處方之球柱透鏡表示：+3.00DS/（–1.00DCX90）→

+3.00DCX180/+2DCX90，∵ +3.00D > +2.00D，∴ +3.00 為

正交弧 C，+2.00D 為基弧 B

180 軸（C）：$+3.00DCX180 = S + C_轉 \rightarrow C_轉 = C - S$

$$= 3.00 - (-6.00) = 9.00DCX180$$

090 軸（B）：$+2.00DCX090 = S + B_轉 \rightarrow B_轉 = B - S$

$$= 2.00 - (-6.00) = 8.00DCX090$$

轉換後之複曲面處方箋：

$$\frac{基弧 / 正交弧}{球弧} = \frac{B_轉 / C_轉}{S} = \frac{+8.00DCX90/+9.00DCX180}{-6.00DS}$$

40. A 　　41. D 　　42. B 　　43. A

第八章　稜鏡

1. D
2. A
3. C
4. D
5. C
6. B
7. A
8. A
9. A
10. B 　解：$\delta = (n-1) \alpha = (1.5-1) \times 5° = 2.5°$
11. B
12. C 　解：$\delta = (n-1) \alpha \rightarrow (n-1) = \dfrac{\delta}{\alpha} = \dfrac{6}{9} \rightarrow n = \dfrac{15}{9} = 1.67$
13. D 　解：$\alpha = \dfrac{6}{1.66-1} = \dfrac{6}{0.66} = 9.09$ 度
14. D
15. A 　解：$\because p^{\Delta} = \dfrac{x_{(cm)}}{y_{(m)}} = \dfrac{1cm}{100cm}$
16. A
17. B
18. C 　解：$\because p^{\Delta} = \dfrac{x_{(cm)}}{y_{(m)}}$ ，$\therefore p^{\Delta} = \dfrac{9_{(cm)}}{3_{(m)}} = 3^{\Delta}$
19. C 　解：若位移（x）是 5 cm 且「屏幕」距離為 1 m，
　　　則：$p^{\Delta} = \dfrac{x_{(cm)}}{y_{(m)}}$ ，$p^{\Delta} = \dfrac{5_{(cm)}}{1_{(m)}} = 5^{\Delta}$
20. C 　解：$\because p^{\Delta} = \dfrac{x_{(cm)}}{y_{(m)}}$ $\therefore p^{\Delta} \times y_{(m)} = x_{(cm)} \rightarrow x_{(cm)} = 2.5^{\Delta} \times 1_{(m)} = 2.5_{(cm)}$

21. B 解：針對 1 度的偏移角，$\because$ tan $1° = 0.0175$，又 tan $\delta = \dfrac{xp^\Delta}{100}$，

tan$1° = 0.0175 = \dfrac{xp^\Delta}{100}$，故，$xp^\Delta = (0.0175)(100) = 1.75^\Delta$

22. C 解：$\because$ tan$\delta = \dfrac{1p^\Delta}{100}$，$\therefore$ $1P^\Delta \rightarrow$ tan$\delta = \dfrac{1}{100} = 0.01$

$\rightarrow \delta = \tan^{-1}(\dfrac{1}{100}) = 0.573°$

23. D 解：基底朝內的右眼鏡片，即，基底方向會指向鼻側，在稜鏡處方
圖上位於 0 度方向，故答案是 1 個稜鏡度，Base 為 0。

24. B 解：從前方觀察左眼鏡片時，鼻子將位於左側，因此基底方向是朝
左。在稜鏡處方圖上基底在 180 度的方向。

25. B

26. A

27. B

28. A

29. A 解：柱面透鏡軸在 180 方向，即其水平方向屈光力 $P_\parallel{}^\Delta = 0$，
故，鏡片左右偏移，均不會有稜鏡效應。

30. D 解：柱面透鏡軸在 180 方向，即其垂直方向屈光力 $P_\perp{}^\Delta = -2.00D$，
故，鏡片往上偏移，將產生基底在上（BD）稜鏡度，即，
$P_\perp{}^\Delta = C_\perp \times P_\perp = 0.2 \times (-2) = 0.4^\Delta BD$

31. D 解：$P^\Delta = C \times P = 0.8\,(cm) \times (4.5D) = 3.6^\Delta$，正透鏡之下方為 BU，
$\therefore 3.6^\Delta BU$

32. C 解：$P^\Delta = C \times P \rightarrow C = \dfrac{P^\Delta}{P} = \dfrac{5^\Delta}{-6.5\,(D)} = 0.769cm = 7.7mm$，欲用負
透鏡造成 BD 之稜鏡效應，$\therefore$透鏡須上移 7.7mm。

33. A 解：水平分量為：$\Delta = (0.3)(7.00) = 2.10BI$。

34. A 解：水平分量為：$\Delta = (0.4)(7.00) = 2.80BI$。

35. D 解：此移心鏡片的稜鏡效應為：$\Delta = (0.5)(7.00) = 3.50$ 稜鏡度，負鏡
片的基底方向正好與移心方向相反，因此基底方向為：（127）+
（180）= 307 度，所產生的稜鏡效應和基底方向是 $3.50^\Delta B307$。

36. C　解：稜鏡主旋轉中心的距離將為 20 mm + 13.5 mm。

$$有效稜鏡 = \frac{5^{\Delta}}{1 - \dfrac{33.5}{-400mm}} = \frac{5}{1 - (-0.084)} = \frac{5}{1.084} = 4.61^{\Delta}$$

37. B　解：由於 l = −100mm，s = 25mm 且 P = 6$^{\Delta}$，

則 $P_e = \dfrac{P}{1 - \dfrac{s}{l}} = \dfrac{6}{1 - (\dfrac{25}{-100})} = \dfrac{6}{1+0.25} = 4.8^{\Delta}$

38. D　解：由於 l = −12cm = −120mm，s = 24mm 且 P = 8$^{\Delta}$，

則 $P_e = \dfrac{P}{1 - \dfrac{s}{l}} = \dfrac{8}{1 - (\dfrac{24}{-120})} = \dfrac{8}{1+0.2} = 6.7^{\Delta}$

39. A

40. B　解：P = 3$^{\Delta}$ + (−4$^{\Delta}$) = −1B0 = 1B180

41. D　解：柱面透鏡屈光力方向與軸垂直（相差 90°），故產生的稜鏡度基底方向只可能在 60° ± 90° 方向上，即其基底僅有 150° 與 330° 兩個方向。

42. A　解：$P^{\Delta} = 3^{\Delta}B0 + (-4^{\Delta}B90) = \sqrt{(3^{\Delta})^2 + (-4^{\Delta})^2} = 5^{\Delta}$，

$\theta = \tan^{-1}(\dfrac{3}{4}) = 37°$，$P^{\Delta} = 5^{\Delta}B37$

43. C　解：$P^{\Delta} = P_{\parallel}{}^{\Delta} + P_{\perp}{}^{\Delta} \rightarrow P_{\parallel}{}^{\Delta} = P^{\Delta}\cos(37°) = 5^{\Delta}\cos(37°)$
$= 5 \times 0.798 = 3.995^{\Delta} \approx 4\Delta B0$

44. A　解：$P^{\Delta} = P_{\parallel}{}^{\Delta} + P_{\perp}{}^{\Delta} \rightarrow P_{\perp}{}^{\Delta} = P^{\Delta}\sin(37°) = 5 \times 0.6 = 3^{\Delta} \approx 3^{\Delta}B90$

45. C　解：$P_{\perp}{}^{\Delta} = 0.8 \times 4 = 3.2^{\Delta}B270°$，且 $P_{\parallel}{}^{\Delta} = 0.5 \times 4 = 2.0^{\Delta}B180°$

合成稜鏡效果：$P = \sqrt{(P_{\parallel}{}^{\Delta})^2 + (P_{\perp}{}^{\Delta})^2} = \sqrt{3.2^2 + 2^2} = 3.77^{\Delta}$，

$\phi = 270° - \tan^{-1}(\dfrac{3}{8}) = 238°$

46. A　解：$P^{\Delta} = P_{\parallel}{}^{\Delta} + P_{\perp}{}^{\Delta} \rightarrow |P^{\Delta}| = \sqrt{(P_{\parallel}{}^{\Delta})^2 + (P_{\perp}{}^{\Delta})^2} = \sqrt{4^2 + 3^2} = 5^{\Delta}$

47. C　解：$\theta = \tan^{-1}(\dfrac{3}{4}) = 37°$

48. D　解：合成稜鏡度 $P = \sqrt{P_{\perp}^{~2} + P_{//}^{~2}}$，$P_{\perp} = P_{1\perp} + P_{2\perp} = 1.5^{\Delta} + 0.5^{\Delta} = 2^{\Delta}$

　　　　$P_{//} = P_{1//} + P_{2//} = 2^{\Delta} + 1.6^{\Delta} = 3.6^{\Delta}$

　　　　$P = \sqrt{P_{\perp}^{~2} + P_{//}^{~2}} = \sqrt{(2^{\Delta})^2 + (3.6^{\Delta})^2} = \sqrt{16.96} \approx 4.12^{\Delta}$

49. C　解：$\tan\theta = \dfrac{P_{\perp}}{P_{//}} \rightarrow \theta = \tan^{-1}(\dfrac{P_{\perp}}{P_{//}}) = \tan^{-1}(\dfrac{2^{\Delta}}{3.6^{\Delta}}) \approx 29.05°$

50. B　解：垂直分量 $P_{\perp}^{\Delta}：P_{\perp}^{\Delta} = 2.00^{\Delta} \times \sin30 = 2.00^{\Delta} \times 0.5 = 1.00^{\Delta}$B90

51. C　解：水平分量 $P_{\parallel}^{\Delta}：P_{\parallel}^{\Delta} = 2.00^{\Delta} \times \cos30° = 2.00^{\Delta} \times 0.86603 = 1.73^{\Delta}$B0

52. D　解：右眼稜鏡效果：

　　　　$P_{右}^{\Delta} = 0.2 \times（3.00D）= 0.6^{\Delta}$（基底朝內，BI 沿 $0°$ 方向）。

　　　　左眼稜鏡效果：

　　　　$P_{左}^{\Delta} = 0.2 \times（3.50D）= 0.7^{\Delta}$（基底朝內，BI 沿 $180°$ 方向）

　　　　兩眼總稜鏡效應：$P^{\Delta} = P_{右}^{\Delta} + P_{左}^{\Delta} = 0.6^{\Delta} + 0.7^{\Delta} = 1.3^{\Delta}$BI

53. D

54. C　解：$P = \dfrac{100g（n-1）}{d}$，

　　　　鏡片的頂端和底部的厚度差值 $g = 5 - 2 = 3$ mm，

　　　　已知鏡片的直徑為 50 mm，折射率為 1.5，

　　　　代入稜鏡厚度公式求得：$p = \dfrac{100 \times 3 \times（1.5-1）}{50} = \dfrac{300（0.5）}{50} = 3^{\Delta}$

55. B　解：$P = \dfrac{100g（n-1）}{d}$，再將公式轉換為：$g = \dfrac{dp}{100（n-1）}$，

　　　　厚與薄鏡片邊緣的厚度差值 $g = \dfrac{（54）（2.5）}{100（1.523-1）} = 2.58$ mm

　　　　稜鏡中心的厚度將為此數值的一半，即：$\dfrac{g}{2}$，增加的中心厚度

　　　　$= \dfrac{g}{2} = \dfrac{2.58}{2}$ mm，新的中心厚度將為 3.4 + 1.3 = 4.7mm

第九章　厚透鏡與透鏡厚度

1. C

2. D

3. D

4. B

5. A

6. B

7. D

8. A　解：參考圖 2，新月形透鏡，有一主平面會在透鏡外。

9. D

10. C

11. B

12. B　解：厚透鏡的等效屈光力 $P_{eff.} = P_1 + P_2 - (\frac{t}{n}) P_1 \cdot P_2 \rightarrow P_{eff.} = 8.25$

$+ (-4.25) - (\frac{0.0055m}{1.53})(8.25)(-4.25) = 4.116D \approx 4.12D$。

13. D　解：後頂點屈光力 $P_{v2} = \dfrac{P_{eff.}}{1 - (\frac{t}{n}) P_1}$，$P_{eff.} = P_1 + P_2 - (\frac{t}{n}) P_1 \cdot P_2$

$\rightarrow P_{eff.} = 8.25 + (-4.25) - (\frac{0.0055m}{1.53})(8.25)(-4.25) = 4.116D$
$\approx 4.12D$。

$1 - (\frac{t}{n}) P_1 = 1 - (\frac{0.0055m}{1.53})(8.25) = 0.97034$

$P_{v2} = \dfrac{P_{eff.}}{1 - (\frac{t}{n}) P_1} = \dfrac{4.116D}{0.97021} \approx 4.24D$

14. B　解：後主面與後頂點的距離 $\overline{VH} = \dfrac{(\frac{t}{n}) P_2}{P_{eff.}}$

$= \dfrac{(\frac{0.005m}{1.5})(-4.00D)}{4.106667} \approx 3.24 \text{ mm}$

15. B 解：厚透鏡的等效屈光力 $P_{eff.} = P_1 + P_2 - (\frac{t}{n}) P_1 \cdot P_2 \rightarrow P_{eff.} = 20.00$ $+ (0.00) - (\frac{0.009m}{1.5}) (20.00) (0.00) = +20.00D$

16. B 解：厚透鏡的等效屈光力 $P_{eff.} = P_1 + P_2 - (\frac{t}{n}) P_1 \cdot P_2 \rightarrow P_{eff.} = 20.00 +$ $(0.00) - (\frac{0.009m}{1.5}) (20.00) (0.00) = +20.00D$
厚透鏡的主點焦距 $f = \frac{1}{P_{eff.}} = \frac{1}{20.00D} = 0.05m = 5$（cm）

17. D 解：後頂點屈光力 $P_{v2} = \frac{P_{eff.}}{1 - (\frac{t}{n}) P_1} = \frac{20.00D}{1 - (\frac{0.009m}{1.5})(20.00)} = 22.73D$

18. C 解：後頂點屈光力 $P_{v2} = \frac{P_{eff.}}{1 - (\frac{t}{n}) P_1} = \frac{20.00D}{1 - (\frac{0.009m}{1.5})(20.00)} = 22.73D$
後頂點焦距 $f_{v2} = \frac{1}{P_{v2}} = \frac{1}{22.73 D} = 0.0439m = 4.39cm$

19. A 解：轉換因子 $T_F = \frac{n_{鏡} - 1}{0.536} = \frac{0.586}{0.53} = 1.106$，故轉換因子是 1.106。

20. D 解：$F_{(nm)} = （1.106）F_{(lm)} = （1.106）（8.12）= +8.98 D$，
鏡片的表面是 +8.98 D，或若取整數則屈光度為 +9.00 D。

21. B 解：鏡片的 CT 等於前表面(s_1)的矢狀切面深度加上邊緣厚度(ET)，
因此該鏡片的厚度為：$CT = s_1 + ET$，$CT = 4.7mm + 1.6mm$
$= 6.3mm$。

22. C 解：$s_1 = r - \sqrt{r^2 - h^2} = \sqrt{(176.7)^2 - (25)^2} = 176.7 - \sqrt{31223 - 625}$
$= 176.7 - \sqrt{30598} = 176.7 - 174.9 = 1.8mm$，
$CT = S_1 - S_2 + ET = 1.8 - 0 + 0 = 1.8mm$。

23. D 解：$s = 83.7 - \sqrt{(83.7)^2 - (25)^2} = 83.7 - 79.9 = 3.8mm$

第十章　多焦與特殊鏡片

1.	B	2.	C	3.	A	4.	D	5.	C
6.	A	7.	C	8.	C	9.	D	10.	A
11.	B	12.	C	13.	B	14.	B	15.	C
16.	A	17.	C						

18. B　解：遠用度數 + 近用加入度 = 近用度數，−2.50 + 2.50 = 0.00。

19. D　解：中間加入度 = 近附加／2，$ADD_M = \dfrac{+2.25}{2} = +1.125 \approx +1.13D$

20. D

21. C　解：（遠用度數）+（近用加入度）=（近用度數）。
　　　故，近用度數為：　+0.25 − 0.50X180
　　　　　　　　　　　　　+1.50
　　　　　　　　　　　　─────────────
　　　　　　　　　　　　+1.75 − 0.50X180

22. B　解：正常的中間度數是近用加入度的 50%，+2.50D 近用加入度的
　　　50% 或 1/2 是：(+2.50)/2 = +1.25。新的半眼鏡架雙光鏡片頂端，
　　　必須是配載者的遠用鏡片處方加上中間區加入度 +1.25D。

右眼度數為：	左眼度數為：
+0.25/−0.25X170	+0.25/−0.25X010
+1.25	+1.25
─────────────	─────────────
+1.50/−0.25X170	+1.50/−0.25X010

23. D　解：產生的稜鏡效應等於：Δ = CF = (1.1)(2.00) = 2.20，因此加入
　　　度為 +2.00D、尺寸為 22 mm 的圓形子片將產生 2.20$^\Delta$ 的跳像。

24. B　解：子片深度減去一半的子片寬度。17.5mm − 12.5mm = 5mm。
　　　子片光學中心的距離為 5 mm。
　　　因此，Δ = CF = (0.5)(1.50) = 0.75$^\Delta$。 故，跳像量為 0.75$^\Delta$。

25. B　解：子片內偏距 = $\dfrac{遠用瞳距 - 近用瞳距}{2} = \dfrac{64mm - 60mm}{2} = 2mm$。

26. C　解：處方稜鏡所需增加的子片內偏距：$C_a = \dfrac{近用稜鏡}{2.25} = \dfrac{1.25\Delta}{2.25D} = 5.5mm$

　　　　註：稜鏡度（cm/m），屈光度 D（m^{-1}）$\rightarrow \dfrac{(cm/m)}{(m^{-1})} = cm$

27. D　解：∵子片內偏距 = 2mm，且 C_a = 5.5mm，

　　　　∴子片總內偏距 = 子片內偏距 + C_a = 2mm + 5.5mm = 7.5mm

28. D　解：最小子片尺寸 =（10 + C_a）×2 =（10 + 5.5mm）×2 = 31mm。

29. D

30. D

31. C

32. C

33. C

34. D

35. A

36. B

37. A

38. B

39. A

40. C

第十一章　鏡片材料與鍍膜

1.　D

2.　D

3.　A

4.　A

5.　C

6.　D

7.　C

8. A 說明：皇冠玻璃是色散相當低的鏡片材料。當屈光度高於 7.00D，
使用高折射率者，其相同厚度與度數鏡片，才會較一般折射
率鏡片者為輕。折射率 1.9 的皇冠玻璃，因表面耐衝擊性不
佳，故未獲美國 FDA 核准為眼鏡鏡片。

9. C

10. A

11. D 說明：密度由小至大，TriveX ＜聚碳酸酯＜ CR-39 ＜ 皇冠玻璃。

12. B

13. C

14. D

15. B

16. B

17. C 說明：高溫的玻璃，將產生紅外光，累積在水晶體上，
造成白內障的後遺症。

18. D

19. B

20. D 解：以上各光波長，汞綠光（546.07 nm）、氫紅光（656.3 nm）、
氫藍光（486.1 nm）、氦黃光（589.3 nm）。英、美國以氦黃光
為測試光參考波長，日本多以汞綠光為測試參考波長。

21. B 說明：（A）有誤，阿貝數越大，色散度越小；
（C）有誤，阿貝數越大，藍光與紅光的分散程度越小；
（D）眼鏡的阿貝數值應為 30-60，較佳。

22. B

23. D 解：阿貝數定義為 $V_d = \dfrac{n_D - 1}{n_F - n_c}$ ，n_D 為氦黃光測得之折射率，n_F 為

氫藍光測得之折射率，n_c 為氫紅光測得之折射率。

冕牌玻璃（K9）的 $V_{K9} = \dfrac{n_D - 1}{n_F - n_c} = \dfrac{1.5163 - 1}{1.52195 - 1.51389} = \dfrac{0.5163}{0.00806} = 64.06$

24. B　解：鎾冕玻璃（BaK7）的 $V_{BaK7} = \dfrac{n_D - 1}{n_F - n_c} = \dfrac{1.5688 - 1}{1.57597 - 1.56582} = \dfrac{0.5688}{0.01015}$
　　　　　　 $= 56.04$

25. A　解：一般鏡片抗反射膜都以正向入射角度進行設計，故對 0° 角入射鏡片的光，其抗反射效果最佳。

26. B　解：單層抗反射膜 $n_F = \sqrt{n_L} = \sqrt{1.5} = 1.2247$。

27. D　解：設入射光強為 1（W），前表面的反射光：$I_{R（前表面）} = \left(\dfrac{n_2 - n_1}{n_2 + n_1} \right)^2$
　　　　$= \left(\dfrac{1.498 - 1}{1.498 + 1} \right)^2 = \left(\dfrac{0.498}{2.498} \right)^2 = 0.0398 = 3.98\%$。
　　　　故，穿透第一面的光強度為 $1 - 3.98\% = 96.02\%$。第二個表面反射：通過第一面後的光強度 $I = 1 - 0.0398 = 0.9602$（W），後表面的反射強度 $I_{R（後表面）} = \left(\dfrac{1 - 1.498}{1 + 1.498} \right)^2 \times 0.9602 = 0.0398 \times$
　　　　$0.9602 = 0.0382$，後表面的反射率 $R_{後} = 3.82\%$。穿透鏡片第二面的總光強為 $96.02\% - 3.82\% = 92.2\%$。

28. A　　　29. D　　　30. D　　　31. A　　　32. A

33. B　解：真空鍍膜鏡片與塑膠鏡片，皆可除色後再上色。

34. D　　　35. A　　　36. C　　　37. C

38. C　說明：鏡片後表面的刮痕，較前表面的刮痕，更會降低其耐衝擊性。

39. C

40. A

41. A　說明：(B)、(C)、(D) 均不需要個別進行落球測試。

42. D

43. D　說明：使用「小型高速射彈」對全新無刮痕的鏡片，進行耐衝擊性測試，耐衝擊性強度依序為：(D) > (A) > (B) > (C)。

44. D　　　45. B　　　　46. B　　　　47. A

第參篇 視覺光學 解答與詳解 📖

第十二章　鏡片的物像關係

1. D　　2. D　　3. A　　4. C　　5. D　　6. B　　7. A

8. B　解：$A_{物聚散度} + B_{球面鏡屈光力} = -C_{像聚散度}$

$\rightarrow -5.00D + 10.00D = 5.00D = -\dfrac{1}{i} \rightarrow i = -\dfrac{1}{5(m^{-1})} = -0.2m$。

9. A　解：$A_{物聚散度} + B_{球面鏡屈光力} = -C_{像聚散度} \rightarrow -5.00D + (-5.00D)$

$= -10.00D = -\dfrac{1}{i} \rightarrow i = -\dfrac{1}{10(m^{-1})} = 0.1m = 10cm$。

10. C　解：$-5.00D + 6.00D = 1.00D = \dfrac{1.5}{i} \rightarrow i = \dfrac{1.5}{1(m^{-1})} = 1.5m$。

11. D　解：$-2.00D + 5.00D = 3.00D = \dfrac{1.5}{i} \rightarrow i = \dfrac{1.5}{3(m^{-1})} = 0.5m$。

12. B　解：$-2.00D + 6.00D = 4.00D = \dfrac{1.5}{i} \rightarrow i = \dfrac{1.5}{4(m^{-1})} = 0.375m$。

13. C　解：$-2.66D + 5.66D = 3.00D = \dfrac{1.5}{i} \rightarrow i = \dfrac{1.5}{3(m^{-1})} = 0.5m$。

14. B　解：$-2.50D + (-2.50D) = -5.00D = \dfrac{1.5}{i} \rightarrow i = \dfrac{1.5}{-5(m^{-1})} = -0.3m$。

15. D　解：$0.00D + (-2.50D) = -2.50D = \dfrac{1.5}{i} \rightarrow i = \dfrac{1.5}{-2.5(m^{-1})} = -0.6m$，

此像距亦為負透鏡之第二焦距 f_2。

16. B　解：$0.00D + (-5.00D) = -5.00D = \dfrac{1.5}{i} \rightarrow i = \dfrac{1.5}{-5(m^{-1})} = -0.3m$。

17. C

18. D　解：$-\dfrac{1}{0.2m} + (5.00D) = 0.00D = \dfrac{1}{i} \rightarrow i = \infty$，物體正位於焦點上，

故其像在無限遠處。

19. D　解：$-\dfrac{1}{0.2m} + (-5.00D) = -10.00D = \dfrac{1}{i} \rightarrow i = \dfrac{1}{-10D} = -0.1m$

$= -10cm$，該物體的虛像，位於透鏡左側 10 公分處。

20. B

21. C

22. A

23. B　解：i = $\dfrac{1}{5.00D}$ = 20（cm）

24. C　解：i = $\dfrac{1}{2.50D}$ = 40（cm）

25. C　解：像在透鏡左（物）方 2 公尺處。

26. B　解：i = $\dfrac{1}{-5.00D}$ = −0.2（m）

27. C

28. B

29. A

第十三章　眼睛屈光模型與屈光不正

1. C

2. B

3. A

4. C

5. D

6. B

7. C

8. B

9. D

10. A

11. B

12. A　解：K' = $\dfrac{n_e}{k'}$ = $\dfrac{4/3}{0.020833}$ = +64.00D，K = K' − F_e = +64.00 − (+64.00)
　　　= 0.00D，這個非標準的簡化眼是屈光正常的。

13. B 　解：$K = \dfrac{1}{k} = \dfrac{1}{+0.25} = +4.00D$，由於給的軸長是標準的值，此眼必有折射性遠視。。

14. D 　解：眼軸長 $k' = \dfrac{n_e}{K'} = \dfrac{4/3}{+60.00} = 0.02222$ 公尺，眼屈光可由下式求出：

　　　$K = K' - F_e = +60.00 - (+66.00) = -6.00D$，這個情況下的屈光不正，是折射性近視。

15. D 　解：$F_e = \dfrac{n_e - 1}{r_e} = \dfrac{4/3 - 1}{+0.006410} = +52.00D$，屈光長度可由下式算出：

　　　$K' = \dfrac{n_e}{k'} = \dfrac{4/3}{0.02222} = +60.00D$，眼屈光可由下式求出：$K = K' - F_e$

　　　$= +60.00 - (+52.00) = +8.00D$，如預期的，此眼的屈光不正為曲率性屈光不正。

16. B

17. A

18. D

19. C

20. B

21. C

22. D

23. B

24. B

25. D

26. A 　解：$K = \dfrac{1}{k} = \dfrac{1}{-0.1} = -10.00D$。

27. D 　解：$k' = \dfrac{n_e}{K'}$，設 $F_e = +60.00\ D$，$n_e = 4/3$，

　　　則 $K' = -10.00 + (+60.00) = +50.00D$。

　　　故，軸長 $k' = \dfrac{4/3}{+50.00} = 0.026667m \approx 26.667$（mm）。

28. A　　　29. D　　　30. A　　　31. C　　　32. B

33. C　解：在 11.5 mm 處的眼鏡鏡片屈光能力：$F_{sp} = \dfrac{K}{1+(dK)}$ ，

$$F_{sp} = \frac{-10.00}{1+(0.0115 \times -10.00)} = -11.30D \text{。}$$

34. C　解：$f_A = \dfrac{1}{F_A} = \dfrac{1}{-10} = -0.1m = -100mm$ ，$f_B = f_A - \Delta d = -100 - (-4)$

$= -96mm$ ，$F_B = \dfrac{1}{f_B} = \dfrac{1}{-0.096m} = -10.42 \ (m^{-1}) = -10.42D \text{。}$

35. B　解：$F_{sp} = \dfrac{K}{1+(dK)}$ ，$F_{sp} = \dfrac{+8.00}{1+(0.010 \times 8.00)} = +7.41D \text{。}$

36. D　解：$F_e = K'-K$ ，$F_e = +60.00-(+7.41) = +52.59D$ ，簡化面的焦距，

$f_e' = \dfrac{n_e}{F_e}$ ，$f_e' = \dfrac{4/3}{+52.59} = +0.02535$ 公尺。由於這眼睛的軸長為

22.22mm，而此焦點落在眼睛後方，故此眼為遠視。

37. C　解：$F_{新} = \dfrac{F_{原}}{1+(dF_{原})}$ ，$F_{原} = +5.00$ 且 d = 0.006 公尺。

$$F_{新} = \frac{+5.00D}{1+(0.006 \times +5.00)} = +4.85D \text{。}$$

38. D　解：$F_{新} = \dfrac{F_{原}}{1+(dF_{原})}$ ，$F_{原} = -10.00$ 且 d = 0.004 公尺。

$$F_{新} = \frac{-10.00}{1+(0.004 \times -10.00)} = -9.61D \text{。}$$

39. B　解：$K' = \dfrac{n_e}{k'} \rightarrow K' = \dfrac{1.3475}{0.0245} = +55.00D$ 。又，$K' = K + F_e \rightarrow$

$K = K' - F_e \rightarrow K = +55.00 - (+59.762) = -4.762D$

$$F_{sp} = \frac{K}{1+(dK)} = \frac{-4.762}{1+(0.01 \times -4.762)} = -5.00D \text{。}$$

第十四章　放大率、調節

1.　D

2.　A

3.　D　解：由題可知：U + F = V，其中，U = $\frac{1}{o}$ 為物的聚散度，V = $\frac{1}{i}$ 為像

的聚散度；$\frac{1}{o}$ + 3.00D = $\frac{1}{i}$ → $\frac{1}{-0.2m}$ + 3.00D = −5.00 + 3.00

= −2.00D = $\frac{1}{i}$ → i = $\frac{1}{-2.00D}$ $\frac{1}{-2.00m^{-1}}$ = − 0.5(m)= − 50(cm)，

像在透鏡左方 50 公分處，像與物均位於透鏡左方。橫向放大率

m = $\frac{像距}{物距}$ = $\frac{-50}{-20}$ = +2.5（倍），影像與物體的方向相同。

4.　B　解：放大率 = $\frac{像距}{物距}$ = $\frac{i}{o}$，橫向放大率 m = $\frac{L_i}{L_o}$ = $\frac{20cm}{-20cm}$ = −1（倍），
影像為倒立實像。

5.　C　解：L_o + P = L_i，$\frac{1}{o}$ + $\frac{1}{f}$ = $\frac{1}{i}$ → $\frac{1}{-15}$ + $\frac{1}{10}$ = $\frac{1}{i}$，$\frac{1}{i}$ = $\frac{1}{30}$，i = 30 cm（鏡
子右方）放大率 m = $\frac{i}{o}$ = $\frac{30}{-15}$ = −2（倍）。

6.　C　解：L_o + P = L_i → −5.00D + 7.00D = L_i → L_i = 2.00D，物距 o

= $\frac{1}{-5.00(m^{-1})}$ = −20cm；像距 i = $\frac{1}{2.00(m^{-1})}$ = 50cm（鏡子右方），

放大率 m = $\frac{i}{o}$ = $\frac{50}{-20}$ = −2.5（倍）。

7.　A

8.　B　解：放大率 m = $\frac{h'}{h}$ → h' = 2×0.1（m）= 0.2（m）

9.　B　解：放大率 m = $\frac{h'}{h}$ = $\frac{像距（i）}{物距（o）}$，物在鏡子前方，物距 o = −20cm，
聚散度 U = −1/0.2m = −5.00D，U + F = V，V = −5.00 +（+10.00D）
= +5.00D，100/+5.00D = +20cm 在透鏡後方，橫向放大率 m =
U/V = 20/−20 = −1，影像為倒立實像。

10. D 解：由題意可知，方塊在縱向尺寸 $\Delta z = 0.5cm$，

$$\because \frac{1}{o} + \frac{1}{f} = \frac{1}{i} \rightarrow i = \frac{o}{1+oF}$$

物體鏡內之像，$i_內 = \frac{o}{1+oF} = \frac{-75cm}{1+(-75)\cdot(0.02cm^{-1})} = 150cm$

物體鏡外之像，$i_外 = \frac{o}{1+oF} = \frac{-75.5cm}{1+(-75)\cdot(0.02cm^{-1})} = 148cm$

物體縱向差 $\Delta z' = i_內 - i_外 = 150cm - 148cm = 2\ cm$

縱向放大率 $M_z = \frac{\Delta z'}{\Delta z} = \frac{2cm}{0.5cm} = 4$（倍）。

11. C 解：$d = 15mm + 1.348mm = 16.348mm$，

$$M_P = \frac{1}{1-dF'_v} = \frac{1}{1-(0.016348)(-10)} = 0.86\text{（倍）。}$$

12. D 解：$d = 10mm + 1.348mm = 11.348mm$，

$$M_P = \frac{1}{1-dF'_v} = \frac{1}{1-(0.011348)(-10)} = 0.90\text{（倍）。}$$

13. C 解：$d = 12mm + 1.348mm = 13.348mm$，

$$M_P = \frac{1}{1-dF'_v} = \frac{1}{1-(0.013348)(-10)} = 1.12\text{（倍）。}$$

14. C 解：$d = 9mm + 1.348mm = 10.348mm$，

$$M_P = \frac{1}{1-dF'_v} = \frac{1}{1-(0.010348)(-10)} = 1.10\text{（倍）。}$$

15. B 解：$K = \frac{+6.50}{1-(0.013\times+6.50)} = +7.10D$，

$K' = K + F_e$，$K' = +7.10 + 60.00 = +67.10D$，

$k' = \frac{n_e}{K'} = \frac{4/3}{+67.10} = 0.01987$ 公尺，

$h_u' = \frac{k'}{n_e}\tan\omega = -\frac{19.87}{4/3}\tan 3° = -0.781mm$。

16. C　解：$K' = K + F_e \rightarrow K' = -6.00 + (+60.00) = +54.00D$

$\rightarrow k' = \dfrac{n_e}{K'} = \dfrac{4/3}{+54.00} = 0.02469$（m），

$h_u' = \dfrac{k'}{n_e} \tan\omega \rightarrow h_u' = -\dfrac{24.69}{4/3} \tan 3° = -0.970mm$，

形成於近視眼內模糊盤的直徑 y

$\rightarrow y = p \times \dfrac{k'-f_e'}{f_e'}$，$f_e' = \dfrac{n_e}{F_e}$，$f_e' = \dfrac{4/3}{+60.00} = 0.02222m$，

$y = 4 \times \dfrac{24.69 - 22.22}{22.22} = 0.445mm$，

模糊視網膜像的大小或範圍在：

$|h_u'| + y = 0.970 + 0.445 = 1.415mm$。

17. B

18. C

19. C

20. D

21. C　解：遠點屈光力 = 物聚散度 + 眼調節力，$P_{遠點} = L_{物} + M_{眼}$

$\rightarrow 0.00D = -\dfrac{1}{0.3m} + M_{眼} \rightarrow M_{眼} = \dfrac{1}{0.3m} = +3.00D$。

22. C　解：$P_{遠點} = L_{物} + M_{眼} \rightarrow -2.00D = -\dfrac{1}{0.25m} + M_{眼} \rightarrow M_{眼} = 2.00D$。

23. B　解：本題重點在於「經過隱形眼鏡矯正後」的眼睛，其遠點即已等效於無限遠處，即 $P_{遠點} = 0.00D$，$P_{遠點} = L_{物} + M_{眼}$

$\rightarrow 0.00D = -\dfrac{1}{0.2m} + M_{眼} \rightarrow M_{眼} = 5.00D$。

24. C　解：$P_{遠點} = L_{物} + M_{眼} \rightarrow +1.50D = -\dfrac{1}{0.2m} + M_{眼} \rightarrow M_{眼} = 6.50D$。

25. C　解：$P_{遠點} = L_{物} + M_{眼} \rightarrow 0.00D = \dfrac{1}{M_{NP}} + 2.50D \rightarrow \dfrac{1}{M_{NP}} = -2.50D$

$\rightarrow M_{NP} = \left| -\dfrac{1}{2.50D} \right| = 0.4m = 40cm$。

26. A　解：$P_{遠點} = L_{物} + M_{眼} \rightarrow -2.50D = \dfrac{1}{M_{NP}} + 2.50D \rightarrow \dfrac{1}{M_{NP}} = -5.00D$

$\rightarrow M_{NP} = \left| -\dfrac{1}{5.00D} \right| = 0.2m = 20cm$。

27. D　解：$P_{遠點} = L_物 + M_眼 \rightarrow 2.50D = \dfrac{1}{M_{NP}} + 2.50D \rightarrow \dfrac{1}{M_{NP}} = 0.00D$
　　　　$\rightarrow M_{NP} = 0.00D$，即，其調節近點在無限遠處。

28. B　解：$P_{遠點} = L_物 + M_眼 \rightarrow 0 = \dfrac{1}{-0.33m} + M_眼$，$M_眼 = -(\dfrac{1}{-0.33m}) = +3.00$

29. A　解：$P_{遠點} = L_物 + M_眼 \rightarrow -1.00D = L_物 + M_眼$
　　　　$\rightarrow M_眼 = L_物 - P_{遠點} = -1.00D - (-3.00D) \rightarrow M_眼 = 2.00D$。

30. A　解：$P_{遠點} = L_物 + M_眼 \rightarrow -1.00D = -1.00D + M_眼 \rightarrow M_眼 = 0.00D$。

31. B

32. A

33. D

34. C

35. C　解：$k = \dfrac{1}{K} = \dfrac{1}{-4.00D} = -25$（cm），其真實遠點在眼球前方 25 公分處。

36. C　解：由鏡眼等效屈光力公式 $K = \dfrac{P_{sp}}{1-d \times P_{sp}} = \dfrac{+5}{1-(0.014)\cdot 5} = 5.376D$。
　　　　故其真實遠點的位置為 $k = \dfrac{1}{K} = \dfrac{1}{5.376D} = +0.186m$，真實遠點
　　　　在角膜頂點後方 18.6 cm 處。

37. B　解：其真實遠點的位置為 $k = \dfrac{1}{K} = \dfrac{1}{-8.00D} = -0.125m$，真實遠點
　　　　在角膜頂點前方 12.5 cm 處。

38. A　解：完全調節眼的聚散度為 $L_物 = K - M_A = -8.00D - 4.00D = -12.00D$，
　　　　故真實近點的位置為 $I = \dfrac{1}{L_眼} = \dfrac{1}{-12.00D} = -0.0833m$，真實遠點
　　　　在角膜頂點後方 18.6 cm 處。

39. D　解：由鏡眼等效屈光力公式 $K = \dfrac{P_{sp}}{1-d \times P_{sp}} = \dfrac{+3.817}{1-(0.012) \cdot 3.817} = +4.00D$。

故其真實遠點的位置為 $k = \dfrac{1}{K} = \dfrac{1}{4.00D} = +0.25m = +25cm$，

亦即，真實遠點在眼睛後方 25 cm。

40. C　解：完全調節眼的聚散度為 $L_{物} = K - M_A = +4.00D - (6.00D) = -2.00D$，

故真實近點的位置為 $I = \dfrac{1}{L_{眼}} = \dfrac{1}{-2.00D} = -0.5m = -50cm$，

真實近點在眼睛前方 50cm 處。

41. C　解：人造遠點即為其近附加的倒數 $I = \dfrac{1}{L_{近附加}} = \dfrac{1}{2.00\,D} = 0.5m$。

42. B　解：由鏡眼等效屈光力公式 $K = \dfrac{P_{sp}}{1-d \times P_{sp}} = \dfrac{-4.00}{1-(0.014)(-4.00)} = -3.79D$。

完全調節眼處的聚散度（L2）為 $L_2 = K - A = -3.79 - 8.00 = -11.79D$。

$I_2 = \dfrac{1}{L_2} = \dfrac{1}{-11.79} = -0.0848m$，

$I_1' = I_2 + d = -0.0848 + 0.014 = -0.0708m$

$\rightarrow I_1' = \dfrac{1}{I_1'} = \dfrac{1}{-0.0708m} = -14.12D$。

$I_1' = L_1 + P \rightarrow L_1 = I_1' - P = -14.12 - (-4.00) = -10.12D$。

$I_1 = \dfrac{1}{-10.12} = -0.0988m$。

故其人造近點在角膜頂點前方 9.88 cm 處。

第十五章　光的繞射與解析度、鏡片的設計與像差、不等視

1.　B
2.　C
3.　D
4.　C
5.　C
6.　B

7.　B

8.　B

9.　D　解說：眼睛的遠點與視網膜黃斑中心凹，互為共軛關係，因此，進入
　　　　　瞳孔的光束必須聚焦於黃斑中心凹位置，才能得到清晰的影像。

10.　C

11.　A

12.　B

13.　B

14.　A

15.　B

16.　C

17.　A

18.　D

19.　B

20.　D

21.　A

22.　C

23.　B

24.　D

25.　D

26.　A

27.　B　解：縱向色像差（聚碳酸脂）$= \dfrac{F_{\text{聚碳酸脂}}}{V} = \dfrac{6}{30} = 0.20D$。

28.　A　解：縱向色像差（皇冠玻璃）$= \dfrac{F_{\text{皇冠玻璃}}}{V} = \dfrac{6}{58} \approx 0.10D$。

29.　C　解：橫向色像差（聚碳酸脂）$= \dfrac{CP}{V} = \dfrac{(0.8)(6)}{30} = 0.16^{\Delta}$。

30.　C　解：橫向色像差（皇冠玻璃）$= \dfrac{CP}{V} = \dfrac{(0.8)(6)}{58} = 0.08^{\Delta}$。

31. D　解：$Fs = -5.75 \left(1 + \dfrac{\sin^2 9}{2(1.5)}\right) = -5.75 \left(1 + \dfrac{0.02447}{3}\right)$

　　　　　　$= -5.75 (1.008) = -5.80D$，

　　　　柱面 $= F\tan^2\theta = -5.75 (\tan^2 9) = -5.75 (0.025) = -0.14 D$，

　　　　產生的柱軸與傾斜軸度相同，皆為 90 度，

　　　　鏡片的有效度數為：$-5.80-0.14\times90$。

32. C　解：$Fs = -5.75 \left(1 + \dfrac{\sin^2 25}{2(1.586)}\right) = -5.75 \left(1 + \dfrac{0.1786}{3.172}\right)$

　　　　　　$= -5.75 (1.0563) = -6.07D$。

　　　　$FT = F \left(\dfrac{2n + \sin^2\theta}{2n\cos^2\theta}\right) = -5.75 \left(\dfrac{2(1.586) + \sin^2 25}{2(1.586)\cos^2 25}\right)$

　　　　　　$= -5.75 \left(\dfrac{3.351}{2.604}\right) = -7.40D$，

　　　　產生的柱面 $= FT - Fs = -7.40 - (6.07) = -1.33 D$，

　　　　鏡片的有效度數為：$-6.07-1.33\times90$。

33. D　解：基弧（正鏡片）$= +2.00D + 6.00D = 8.00D$。

34. C　解：等價球面度數 $= +5.50 + \dfrac{(-1.00)}{2} = +5.00D$，

　　　　基弧（正鏡片）$= +5.00D + 6.00D = +11.00D$。

35. C　解：$SM = \left[\dfrac{1}{1 - \frac{t}{n}F_1}\right]\left[\dfrac{1}{1 - nF_y'}\right]$

　　　　　　$= \left[\dfrac{1}{1 - \frac{0.0046}{1.498}\times(10)}\right]\left[\dfrac{1}{1 - \frac{0.0046}{1.498}\times(0.017\times5.00)}\right]$

　　　　　　$= 1.12752 \approx 1.13$ 倍

36. A　解：$\Delta = cF$，對右眼：$\Delta = (1)(7.00) = 7.00^\Delta$；

　　　　對左眼，$\Delta = (1)(3.00) = 3.00^\Delta$。

37. C 解：決定子片邊緣的位置

23mm（主要參考點位置）

–18mm（子片高度）

= 5mm（主要參考點下方的子片降距），

將這個值加入 3 mm，讓眼睛能夠充分透過子片區域閱讀。

5mm（主要參考點下方的子片降距）

+ 3mm

= 8mm（閱讀深度）

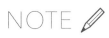

NOTE ✏️

國考必備！

> 想成為驗光師？讀這本就對了！

本書優異特色

▶ 試題內容由簡入深，讓你循序漸進，獲取信心

▶ 重點提示教你不必死背公式

▶ 精心圖解使原理一目了然

▶ 理論與實務應用兩者兼備

精心設計試題

《驗光人員國考試題解析》是專為驗光生與驗光師之考生精心打造的題庫，包羅了基礎光學、各類鏡片與配鏡實務，以及屈光矯正要點的計算與解析，徹底涵蓋「眼鏡光學」與「視覺光學」的理論核心與範例試題。

命題大綱與教學專業的融合

專業光學老師帶你輕鬆攻略計算題！作者路建華與丁挺洲，分別為馬偕醫專視光學科與明道大學材料與能源工程學系助理教授，透過務實的教學經驗並配合國考題綱，手把手的教你解眼鏡與視覺光學的計算題型，不論是視光學科在學生或是驗光配鏡從業人員，《驗光人員國考試題解析》絕對是你證照考試的最佳幫手！

ISBN 978-986-94758-5-3

9 789869 475853

ELSEVIER